BEI GRIN MACHT SICH IHR WISSEN BEZAHLT

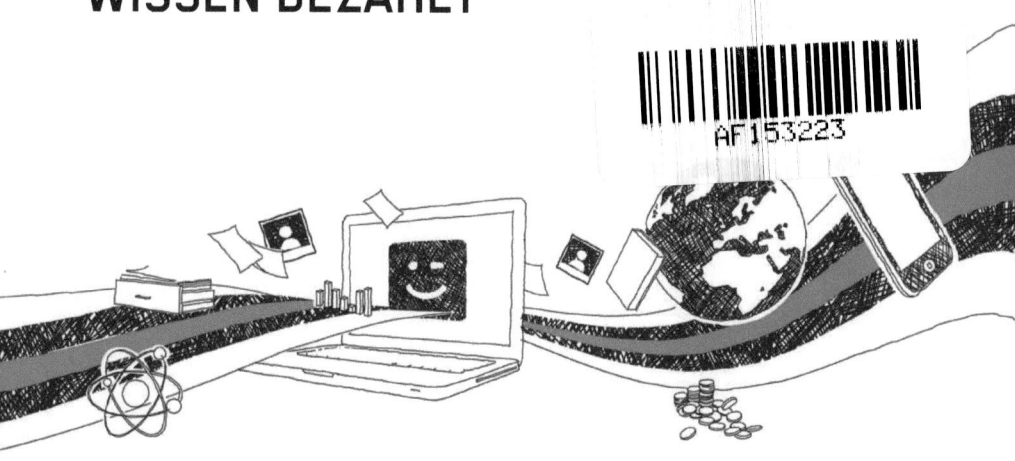
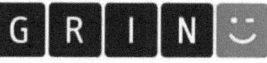

Ernährungsberatung unter Einbezug des GROW-Modells. Erklärung des Coaching-Prozesses

La Ru

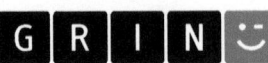

Bibliografische Information der Deutschen Nationalbibliothek:

Die Deutsche Nationalbibliothek verzeichnet diese Publikation in der Deutschen Nationalbibliografie; detaillierte bibliografische Daten sind im Internet über http://dnb.d-nb.de abrufbar.

ISBN: 9783346447449
Dieses Buch ist auch als E-Book erhältlich.

© GRIN Publishing GmbH
Nymphenburger Straße 86
80636 München

Druck und Bindung: Books on Demand GmbH, Norderstedt Germany
Gedruckt auf säurefreiem Papier aus verantwortungsvollen Quellen

Das vorliegende Werk wurde sorgfältig erarbeitet. Dennoch übernehmen Autoren und Verlag für die Richtigkeit von Angaben, Hinweisen, Links und Ratschlägen sowie eventuelle Druckfehler keine Haftung.

Das Buch bei GRIN: https://www.grin.com/document/1035628

Deutsche Hochschule für
Prävention und Gesundheitsmanagement
Hermann Neuberger Sportschule 3
66123 Saarbrücken

__x__ **Hausarbeit**

Modul:	Ernährungspsychologie
Studiengang:	Ernährungsberatung
Datum Präsenzphase:	03.08.-05.08.2020
Studienort:	Köln
Aufgabe:	Hausarbeit

Inhaltsverzeichnis

1 Einleitung

1.1 Charakterisierung der Klientin

Tab. 1: Charakterisierung der Klienten nach Eingangsgespräch

Alter	47 Jahre
Geschlecht	Weiblich
Körpergröße	170cm
Gewicht	117,0kg
BMI	40,5
Körperfettanteil	45,6% / 53,4kg
Soziale Situation	- Lebt in einer Partnerschaft - Eine Tochter - Hausfrau - Foodbloggerin
Ernährungstyp	Ernährungsbewusste Anspruchsvolle
Berufliche Situation	Hausfrau Foodbloggerin
Persönlichkeitsprofil	- Sehr ernährungsbewusst - Offen für Neues - Begeisterungsfähig - Schlagfertig - Selbstbewusst
Risikoprofil	- Adipositas Grad III - Bluthochdruck - Arthrose im Knie
Sportliche Aktivitäten	- 3x die Woche für etwa 2 Stunden schwimmen - Etwa 3000 Schritte am Tag - Gemäßigte Bewegung im Alltag

1.2 Ausgangssituation, Problem, Änderungswunsch

Die Patientin hat bei einer Größe von 170cm und einem Gewicht von 117,0 kg einen BMI von 40,5 und leidet damit an Adipositas Grad III(Nach den Einstufungskriterien der Weltgesundheitsorganisation zur Gewichtsklassifikation bei Erwachsenen, WHO, 2000). Bereits vor 10 Jahren wurde ihr Bluthochdruck diagnostiziert. An Arthrose im Knie leidet sie seit ca. 5 Jahren.

Aufgrund ihres hohen Interesses an Ernährung wird sie der der Gruppe der „Ernährungsbewussten Anspruchsvollen" zugeordnet. Sie legt sehr viel Wert auf Qualität und Regionalität ihrer Lebensmittel. Außerdem bevorzugt sie Gemüse und Obst aus biologischem Anbau. Fleisch steht nicht auf ihrem Speiseplan, allerdings isst sie sehr gerne Fisch.

Nach dem Eingangsgespräch konnte festgestellt werden, dass die Klientin häufig aus sozialen Gründen isst, da sie oftmals außer Haus mit Bekannten und der Familie essen geht. Dabei spielt es häufig keine Rolle, ob sie wirklich Hunger hat, oder nicht. Außerdem beinhaltet ihr täglicher Speiseplan viele, kleine Zwischenmahlzeiten, da sie ihren Food Blog ständig mit neuen Beiträgen versehen muss und daher auch viel ausprobiert, kocht und natürlich auch kosten muss.

Nach einer eingehenden Untersuchung beim Hausarzt hat ihr dieser geraten eine Ernährungsberatung aufzusuchen. Es wurde ihr in Aussicht gestellt, dass man mit der optimalen Ernährung eventuell ganz auf eine Blutdruckmedikation verzichten könnte. Außerdem würde eine Gewichtsreduktion eine deutliche Besserung der Knieschmerzen begünstigen. Da die Klientin sehr ernährungsbewusst ist, ist es ihr größter Wunsch mit Hilfe einer Gewichtsreduktion auf die Blutdruckmedikation verzichten zu können. Ein weiteres Problem stellt sich beim Trinkverhalten der Patientin dar. Laut Anamnese trinkt sie höchstens einen Liter Wasser am Tag und sie weiß nicht, wie sie dieses Problem beheben kann.

Im Eingangsgespräch wurde klar, dass die Klientin fest entschlossen ist etwas zu ändern. Somit wurde als erstes Ziel eine Gewichtsreduktion um 4kg in den ersten 4 Wochen festgelegt.

2 Coaching Prozess

2.1 Das GROW-Model

Das GROW-Modell wurde 1997 von John Whitmore entwickelt und dient als Gestaltungsvorschlag für den Ablauf einer Coaching Sitzung.

Das Modell kann sowohl in einer Einzel- als auch in einer Gruppensitzung angewandt werden.

Das Ziel des Coachings ist die Hilfe zur Selbsthilfe. Der Patient soll angeleitet werden sich selbst zu helfen. Das Coaching wird in 4 Phasen gegliedert.

Der Name des GROW-Modells setzt sich aus den Anfangsbuchstaben der einzelnen Phasen zusammen. Die erste Phase – das „Goal-Setting" – beschreibt die Findung von einem End- und mehreren Zwischenzielen. Bei der Zielfindung ist es wichtig, dass das Ziel spezifisch und detailliert besprochen wird. Dies kann man beispielsweise mit der SMART-Formel umsetzen.

Stufe zwei „Reality Checking" beschreibt eine Momentaufnahme des Verhaltens des Klienten. Der Patient schildert, welche Strategien er bisher angewandt hat, um sein Ziel zu erreichen, warum dies gegebenenfalls nicht funktioniert hat und welche Auswirkungen dies bisher hatte.

Die dritte Stufe „Options" beschreibt die Möglichkeiten der Klient nun hat um sein in der ersten Stufe formuliertes Ziel zu erreichen. Besonders wichtig ist nun alle Strategien aufzuzählen und diese auch etwaigen Störfaktoren gegenüberzustellen.

Hier greift die Hilfe zur Selbsthilfe. Der Klient allein beschreibt die Möglichkeiten und bekommt keine Vorgaben gemacht.

In der vierten und letzten Stufe „Will" wird nun genau beschrieben, welche Möglichkeiten der Klient aus der Stufe „Options" umsetzen möchte und auch am besten umsetzen kann.

Das GROW-Modell gibt somit jedem Coaching Prozess eine Struktur. Jede Stufe baut auf die vorangegangene auf. Daher ist es unumgänglich, die Stufen detailliert auszuarbeiten.

John Whitmore hat genaue Fragen zu jeder einzelnen Stufe formuliert, die allerdings gegebenenfalls abgeändert werden können, um eine Vertrauensbasis zwischen Coach und

Klient zu schaffen. Diese ist wichtig, damit sich der Klient wohlfühlt und ehrlich und offen gegenüber dem Coach ist.

Während des Coachings können Probleme auftreten. Daher muss vorher mit dem Klienten erarbeitet werden, wir er mit Rückschlägen oder Störfaktoren umgehen kann, damit er in seinem Vorhaben nicht gebremst wird und weiterhin motiviert bleibt. Falls sich während des Coachings herausstellt, dass der Klient das Ziel mit den erarbeiteten Lösungsvorschlägen nicht erreicht, ist es möglich die Reihenfolge der Stufen abzuändern und wieder zurück zur ersten Stufe zu gehen, um ein neues Ziel zu vereinbaren.

2009 wurde das Modell von Fuchshuber um eine Stufe erweitert – „Gap". In der fünften Stufe werden der bisher erreichte Fortschritt überprüft und die weiteren Prozess- bzw. auch das Endziel gegebenenfalls optimiert. Es wird besprochen, warum die Ziele nicht erreicht wurden und der Patient wird aufs Neue motiviert.

2.2 Anwendung des GROW – Modells – Goal

Zu Beginn der ersten Sitzung wird anhand der SMART-Formel ein End-, sowie Zwischenziele (Prozessziele) festgelegt. Die Sitzung dauert etwa 60 Minuten.

Tab. 2: Prozess- und Endziele der Klientin

Prozessziele	Endziel
Öfter Spazieren gehen	
Mehr Alltagsbewegung	Gewichtsreduktion von 117,0kg auf
Zu jeder Mahlzeit 0,5 l Wasser trinken	99,0 kg in 6 Monaten, um auf
Pro Woche 0,5kg Körperfett reduzieren	Blutdruckmedikation verzichten zu
Regelmäßige Mahlzeiten	Können.
Keine Zwischenmahlzeiten	

Durch das Festlegen kleinerer Prozessziele kann die Klientin das Erreichen des Endziels selbst beeinflussen. Die Prozessziele wurden anhand Fragen wie „Was kann ich jetzt tun, um diesem Ziel näher zu kommen?" ermittelt.

2.3 Anwendung des GROW – Modells – Reality – Checking

Beim Reality – Checking wird der Status – Quo der Patientin durch gezieltes Fragen analysiert. Auch für diese Sitzung werden ca. 60 Minuten veranschlagt. Zu Beginn des Coachings wird der Klientin genau erklärt was heute passiert, um eine Vertrauensbasis zu schaffen und eine lockere Gesprächsatmosphäre zu schaffen.

Was ist das eigentliche Problem?
Die Klientin hat vor ihrer Erstberatung ein 5 – Tage – Ernährungsprotokoll führen müssen. Anhand des Protokolls war zu erkennen, dass sie, trotz ihres Ernährungswissens und ihrer Begeisterung für Ernährung, weit mehr Kalorien zu sich nimmt, als sie verbraucht. Dazu kam, dass es mindestens 2-3 Zwischenmahlzeiten jeden Tag gab und dass die tägliche Trinkmenge der Patientin im Durchschnitt zwischen 0,5 und 1 Liter lag.

In welcher Situation tritt das Problem auf?
Laut eigener Angabe vergisst die Klientin das Trinken einfach. Sie verspürt den Tag über meist kein Durstgefühl.
Die häufigen Zwischenmahlzeiten sind das Ergebnis von Langeweile oder aber von Test Koch – Versuchen für ihren Food Blog. Häufig ist sie dann so fixiert auf das Essen und das ständige Probieren, dass sie den Überblick über die am Ende verzehrte Menge verliert.

Wie wichtig ist das Problem?
Die Patientin hat das Problem auf einer Skala von 1-10 mit einer 9 eingestuft (Skala: 1=unwichtig; 10=wichtig). Durch die Gewichtszunahme verringert sich ihr Selbstbewusstsein und sie sieht einen Konflikt zwischen ihrem Hobby, dem Food bloggen, und somit den Leuten zeigen, wie man sich gesund und ausgewogen ernähren kann und ihrem Übergewicht.

Was soll so bleiben wie es ist?

Die Mahlzeiten außer Haus, mit der Familie und Freunden sollen bleiben.

Wie wird das problematische Verhalten erklärt?

Die Patientin begründet ihr Verhalten durch das Hobby und die vielen Restaurantbesuche, die für sie als „Pflicht" gelten.

Anhand dieser Grundlage kann nun die Ausarbeitung der Situation erfolgen.

Was hat die Klientin bisher dafür getan?

Bisher versucht die Klientin jeden Morgen nach dem Aufstehen ein kleines Glas Wasser zu trinken. Außerdem achtet sie bei Restaurantbesuchen darauf, eher auf kohlenhydratarme Speisen zurückzugreifen.

Was denkt die Klientin in der Situation?

Wenn es um Essen geht denkt sich die Klientin laut eigener Aussage häufig „Ich muss viel Gesundes essen, damit mein Körper ausreichend mit Nährstoffen versorgt ist." Dabei verliert sie allerdings das Auge für die Menge, die sie isst.

Wie sehen andere die Situation?

Die Patientin wird von ihrem Mann und ihrer Tochter unterstützt. Allerdings bremst ihr Mann sie manchmal aus mit Aussagen wie „Wenn wir schon ins Restaurant gehen, dann iss doch was Anständiges und keinen Salat."

Was wäre, wenn sich die Situation nicht ändert?

Die Klientin ist sich dessen bewusst, dass sie weiter zunehmen wird und sie sich den Wunsch des Verzichts auf die Blutdruckmedikation wohl nicht erfüllen kann.

2.4 Anwendung des GROW – Modells – Options

In der nächsten Coaching – Sitzung wird nach Optionen gesucht, um das Problem zu lösen. Anhand eines Brainstormings findet die Klientin selbst Lösungen für ihr Problem, was zusätzlich ihre Selbstwirksamkeit steigert. Das Brainstorming wurde nach Umsetzbarkeit und Realisierbarkeit aussortiert und das Ergebnis davon sieht wie folgt aus:

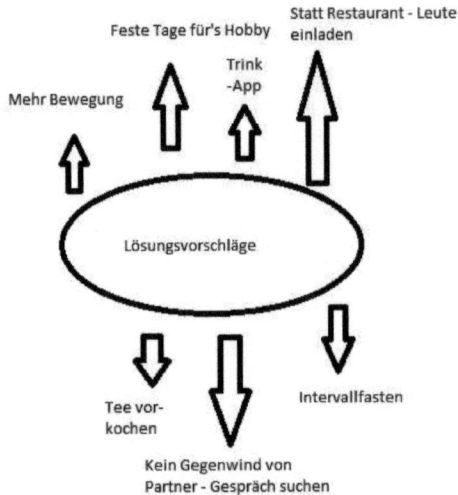

Abb.1: Brainstorming

Da nun einige Maßnahmen gefunden wurden werden diese im nächsten Schritt überprüft und beurteilt.

Tab. 3: Überprüfung der Maßnahmen (modifiziert nach Whitmore, 1997)

Maßnahmen	Umsetz-barkeit	Konse-quenz	Wirk-samkeit	Kosten/ Nutzen	Durch-schnitt
Mehr Bewegung	2	1	1	1	1,25
Feste Tage fürs Hobby	1	2	2	1	1,5
Trink-App	1	1	2	1	1,25
Statt Restaurant – Leute einladen	2	2	1	2	1,75
Tee vorkochen	1	2	1	1	1,25
Kein Gegenwind von Partner-Gespräch suchen	3	2	2	1	2
Intervallfasten	3	2	2	1	2

Bewertung von 1-6; 1=sehr gut, 6=sehr schlecht

2.5 Anwendung des GROW – Modells – What

In dieser Stufe ist sich die Kundin nun im Klaren, welche Maßnahmen sie wann umsetzen möchte und wer sie bei jeder einzelnen Maßnahme gegebenenfalls unterstützen kann. Außerdem hat sie sich vorher Gedanken darüber gemacht, welche Störfaktoren auftreten können.

In der vierten Sitzung, die 60 Minuten dauert, wird ein Wochenplan aufgestellt, an dem sich die Patientin orientieren soll und den sie einhalten soll.

Tab. 4: Maßnahmenplan

Maßnahme	Mit wem?	Wann?	Vorbereitungen
Mehr Bewegung	Hund oder Partner	Jeden Morgen von 7:30-8:30	Bequeme Schuhe bereitstellen
Mehr Trinken	/	- Nach dem Aufstehen - zu jeder Mahlzeit	Trink-App installieren.
Tee vorkochen	/	Morgens direkt nach dem Spaziergang.	Genügend Tee auf Vorrat kaufen.
Leute einladen	Freunde + Familie	Samstag alle 2 Wochen	Gerichte raussuchen, einkaufen.
Feste Tage fürs Hobby	/	Immer Montag und Mittwoch zwischen 9:00 - 12:00 und 14:00 – 17:00 Uhr	Einkaufen, um geplante Sachen kochen zu können. Akku von Laptop und Handy laden.

2.6 Anwendung des GROW – Modells – Gap

In der fünften und letzten Stufe des GROW-Modells wird gemeinsam geschaut, ob das Ziel erreicht wurde und die Kundin gibt sich selbst ein Feedback.

Auftragsdatum	Dokument	Gewicht	BMI	FM kg	FM %	FFM kg	FFM %	KW l	KW %	SAM kg	SAM %
23.06.2020 17:04	THIE-ME0003415	112,5	38,5	50,3	44,7	62,2	55,3	49,4	43,9	12,8	11,4
16.06.2020 17:02	THIE-ME0003392	113,9	39,0	59,0	51,8	54,9	48,2	49,4	43,4	5,5	4,8
02.06.2020 17:02	THIE-ME0003391	115,4	39,5	60,5	52,4	54,9	47,6	50,2	43,5	4,7	4,1
26.05.2020 17:01	THIE-ME0003390	116,7	39,9	59,3	50,8	57,4	49,2	50,6	43,4	6,8	5,8

Abb. 2: Verlauf der Messwerterfassung über 4 Wochen

Die Kundin hat ihr Gewicht von 117,0 auf 113,0kg reduziert. Ziel war ein Gewichtsverlust von 4,0kg in den ersten 4 Wochen. Die Klientin hatte zu Beginn Schwierigkeiten die Maßnahmen umzusetzen, da ihre Tochter ins Krankenhaus kam und sie sich somit nicht richtig an den Maßnahmenplan halten konnte. Danach hat sie sich in den Plan eingefunden und fühlte sich wohl damit. In der fünften Sitzung wurde der Klientin Mut gemacht, um sie weiterhin zu motivieren, ihren Plan umzusetzen. Zum Schluss wurde ein weiterer Beratungstermin vereinbart.

2.7 Maßnahmenplan zum Verhaltenstraining

Ein Verhaltenstraining beschäftigt sich größtenteils mit folgenden Maßnahmen:
-   Klassisches Konditionieren
-   Operantes Konditionieren
-   Modelllernen
-   Kognitiver Ansatz

Operantes Konditionieren wurde beispielsweise bei jeder Sitzung durch ein verbales Lob des Ernährungsberaters umgesetzt. In jeder Sitzung wurde am Essverhalten, welches zur Gewichtsreduktion beiträgt, der Klientin gefeilt. Außerdem wurden ihr folgende Maßnahmen zur Änderung der Essgewohnheiten vorgestellt:
-   Selbstbeobachtung
-   Stimulus Kontrolle
-   Selbst-/Fremdverstärkung
-   Positive Selbstgespräche
-   Flexible Esskontrolle
-   Training sozialer Kompetenzen
-   Rückfallprophylaxe

Der Patientin wurde zu Beginn der Behandlung ein Ernährungstagebuch mitgegeben, welches sie regelmäßig führen sollte. Anhand des Tagebuchs ist ihr aufgefallen, dass sie immer dann etwas Kleines isst, wenn ihr zwischendurch langweilig ist und keine richtige Struktur im täglichen Zeitplan vorhanden ist. Durch das Selbstinstruktionstraining nach Meichenbaum hat die Klientin gelernt, zwischen Hunger und Appetit zu unterscheiden und somit ermahnt sie sich nun selbst in Situationen in denen ihr langweilig ist dazu, nichts zu essen. Durch diese Selbstbeobachtung wurde auch die Selbstwahrnehmung wie eben zum Beispiel dem Unterschied zwischen Hunger und Appetit gefördert.

Durch die Stimulus Kontrolle lernt die Klientin schrittweise Essverhaltens-Tricks, nach Warschburger (1999), kennen. So wurde ihr in der ersten Sitzung erarbeitet, sie solle langsam kauen, um das Sättigungsgefühl, welches erst nach etwa 15-20 Minuten eintritt bewusst wahrzunehmen. In der zweiten Sitzung wurde darüber geredet, dass die Patientin in Ruhe essen soll. Das Handy bleibt während der Mahlzeit in der Küche und der Fernseher bleibt aus, damit sie sich besser auf ihre Mahlzeit konzentrieren und diese bewusst genießen kann. In der dritten Sitzung hat sie gelernt nur dann Nachschlag zu nehmen, wenn sie wirklich noch Hunger hat. Gründliches Kauen war Inhalt der vierten Sitzung, dies ist ebenfalls ein Trick, um das Essen bewusster genießen zu können und ein Sättigungsgefühl wahrzunehmen.

Durch ein Selbst-Management-Training fällt der Klientin nun selbst auf, wann sie ihr Verhalten beeinflussen muss. Die Lösungsansätze hat sie selbst gefunden.

Durch die flexible Esskontrolle hat die Klientin gelernt, dass sie nicht komplett auf Alkohol verzichten muss. Da sie am Wochenende mindestens einmal mit Freunden und Familie auswärts essen geht, beziehungsweise Leute zu sich einlädt, ist es besser, sie erlaubt sich ein kleines Glas Wein am Wochenende, anstatt sich selbst den Alkoholkonsum strikt zu verbieten. „Flexible Kontrolle lässt Verhaltenskorrekturen zu und führt nicht bei einer ersten, geringfügigen Überschreitung sofort zur Gegenregulation und damit zum Misserfolg." (Pudel, 2001)

2.8 Maßnahmen zur Rückfallprophylaxe

Auf die Rückfallprophylaxe wurde ab der ersten Sitzung geachtet. Der Ernährungsberater hatte immer ein Auge darauf, dass die Zielsetzung der Klientin realistisch ist. Im Verlauf des Coachings wurde folgendes bearbeitet:

- „Nein!" – sagen ist okay!
- Fehler sind menschlich, aus ihnen kann man lernen.
- Wenn das Gewicht einmal stagniert, ist das kein Grund zum Aufgeben.
- Der Ernährungsberater steht während seiner Arbeitszeit auch per WhatsApp bei Fragen zur Verfügung.
- Durch die flexible Kontrolle gibt es keine Verbote und die Chance eines Rückfalls ist geringer.
- Zeit zum Entspannen einplanen, eventuell autogenes Training.
- Der Umgang mit Risikosituationen wird eingeübt.

3 Darstellung einer Coaching Sitzung

3.1 Die Coaching Haltung

Wichtig bei einem Coaching ist es, dem Beratenden die Gelegenheit zu geben sein Verhalte zu reflektieren, Lösungsansätze selbst zu finden und Neues zu erlernen. Der Ernährungsberater nimmt sich hier bewusst zurück, um die Klientin nicht zu beeinflussen. Zu den Techniken der klientenzentrierten und lösungsorientierten Gesprächsführung gehören:

- Emphatisches Spiegeln
- Aktiv zuhören
- Rückmeldung geben
- Ratschläge vermeiden
- Günstige Fragen stellen

Empathisches Spiegeln heißt, der Ernährungsberater frägt die Klientin, die ihr Verhaltensweisen sehr rational darstellt, was diese gefühlsmäßig in ihr auslösen und was sie für sie bedeuten. Auf diese Weise wird die Wahrnehmung der Gedanken und Gefühle der Klientin gefördert und es kann einer Blockierung des Zielerreichens entgegengewirkt werden.

Das aktive Zuhören beinhaltet sowohl die verbale, als auch die Kommunikation über Mimik und Gestik. Der Berater hört der Klientin sehr genau zu, sodass er der Klientin Rückmeldung geben kann. Diese wiederum zeigt der Patientin, dass der Ernährungsberater Interesse an dieser hat, was für eine entspannte Beratungsatmosphäre sorgt.

Eine häufige Frage der Klientin in den Beratungen war „Was würden Sie an meiner Stelle tun?" Daraufhin hat der Berater keine direkte Antwort gegeben, denn diese wäre mit hoher Wahrscheinlichkeit subjektiv gewesen. Dies würde das eigentliche Ziel der Beratung, Hilfe durch Selbsthilfe, nicht fördern. Stattdessen hat man gemeinsam versucht eine Lösung für das Problem zu finden.

3.2 Darstellung einer Sitzung

In der ersten Sitzung wird die erste Phase des GROW-Modells, das Goal, behandelt. Ziel ist es gemeinsam ein Ziel für die nächsten 4 Wochen festzulegen. Wichtig ist es, auch einzelne Prozessziele festzulegen, die die Klientin selbst beeinflussen kann. Das Ziel wird mit der SMART-Formel ermittelt.

Der Ernährungsberater legt sich vor dem Erstgespräch alle Unterlagen zur Patientin und Hilfsmittel, die in dieser Sitzung benötigt werden, zurecht. Gebraucht wird das Flipchart, auf dem die Buchstaben S,M,A,R,T vorab notiert werden.

Nach dem Eintreffen der Kundin folgt ein leichter Smalltalk, um das Eis zu brechen und um für eine entspannte Atmosphäre zu sorgen.

Im Folgenden werden wichtige Passagen der ersten Sitzung im Dialog dargestellt:

Ernährungsberater: „Liebe Frau B., haben Sie denn eine Vorstellung davon, was Sie in den nächsten 60 Minuten erwartet?"

Frau B.: „Nicht genau, ich weiß nur, dass ich gerne abnehmen möchte!"

Ernährungsberater: „Okay. Darf ich wissen, warum Sie gerne abnehmen würden?"

Frau B.: „Ich fühle mich in meinem Körper einfach nicht mehr wohl und würde gerne wieder in das Sommerkleid von vor 5 Jahren passen. Außerdem nehme ich Medikamente gegen Bluthochdruck und wäre froh, ich könnte diese weglassen."

Ernährungsberater: „Das kann ich gut verstehen. Bis wann möchten Sie denn wie viel abgenommen haben?"

Frau B.: „Ja so 10kg wäre schon ganz gut..Lassen Sie mich überlegen, wir haben jetzt Mai..Klappt das bis Ende Juni?"

Ernährungsberater: „Halten Sie das für realistisch?"

Frau B.: „Nein. Na gut. 4kg bis Ende Juni? Am 4. Juli geht mein Bruder heiraten und ich wäre froh, ich hätte bis dahin die 4 kg weniger. Vielleicht passe ich damit schon in das Kleid."

Ernährungsberater: „Das klingt gut. Was möchten Sie in 2 Wochen erreicht haben?"

Frau B.: „Mit der Hälfte, also 2kg, wäre ich super zufrieden."

Ernährungsberater: „Heute ist der 26.Mai. Sie haben also knapp 5 Wochen Zeit. Ich habe hier ein Flipchart für Sie vorbereitet, auf der wir nun gemeinsam Ihr Ziel formulieren wollen. Sie sehen die 2 Buchstaben S, M, A, R, T. Jeder der einzelnen Buchstaben steht für ein bestimmtes Wort. Spezifisch, messbar, attraktiv, realistisch, terminiert. Anhand dieser Vorgaben entsteht Ihr Ziel. Wie würden Sie es formulieren?"

Frau B.: „Okay.. Also ich möchte durch eine Ernährungsumstellung bis zum 01.Juli 4kg abgenommen haben, damit ich zur Hochzeit meines Bruders wieder in mein Sommerkleid passe."

4 Ergebnisbewertung und Schlussfolgerung

Frau B. hat das Ziel in 4 Wochen 4kg Gewicht zu reduzieren. Dieses Ziel hat sie nahezu erreicht, denn sie verlor 3,8kg Körpergewicht. Die Klientin freut sich, ist super zufrieden und motiviert weiterhin dranzubleiben, denn sie ist sich dessen bewusst, dass dies erst ein guter Anfang war.

Im Laufe der Zeit hat sie es durch eine Trink-App geschafft fast doppelt so viel Wasser zu trinken wie vorher. Sie sagt, dass sie sogar gemerkt hätte, wie sich ihr Hautbild durch die höhere Flüssigkeitsversorgung gebessert hat.

Besonders gefreut hat sie sich darüber, nachdem sie vor ein paar Tagen einen Termin beim Kardiologen wahrgenommen hatte, dass dieser ihre Blutdruckmedikation bereits nach kurzer Zeit neu einstellen muss. Er hat ihr gesagt, wenn sie so weiter mache, könne sie eventuell bald komplett auf Medikamente verzichten.

Die Patientin ist nun in der Lage selbst Lösungen für ihre Probleme zu finden und weiß diese dann auch gut umzusetzen.

Sie weiß, dass dies ein Prozess ist, der einige Zeit in Anspruch nehmen wird, dass nichts von heute auf Morgen geschieht und kleine Rückstöße menschlich sind. Sie lässt sich davon aber nicht demotivieren – ganz im Gegenteil.

Probleme hatte sie zunächst, wenn es um die flexible Kontrolle ging, aber auch hier hat sich eine Lösung gefunden und Frau B. weiß nun, dass es keine Lösung ist, sich selbst Verbote auszusprechen.

Die Gesprächsatmosphäre war stets entspannt und sehr locker, allerdings war Frau B. anfangs sehr rational. Durch leichten Smalltalk und viel Nachfragen hat sie allerdings nach einiger Zeit auch ihre emotionale Seite zeigen können, die vor allem wichtig war, um das Gespräch mit ihrem Partner bezüglich der Unterstützung in diesem Prozess der Gewichtsreduktion zu führen.

Alle Hilfsmittel, die in der Sitzung angewandt wurden, funktionieren gut. Das Futrex-Gerät, mit dem die Körperanalysen durchgeführt wurden funktioniert einwandfrei. Es wurde darauf geachtet, dass Frau B. immer zur gleichen Zeit einen Termin hat, damit die Werte gut miteinander vergleichbar sind.

Insgesamt hat die Patientin die Vorgaben sehr gut umgesetzt, allerdings hat sie den Vorteil, dass sie sich schon länger für Ernährung interessiert und bereits vieles wusste. Generell muss weiterhin an der Einstellung der Klientin gearbeitet werden, allerdings dauert es seine Zeit, bis ein Mensch alte Verhaltensmuster abgelegt und neue angenommen hat. Die Ernährungsberatung war gelungen und es wurden schon weitere Termine vereinbart.

5 Literaturverzeichnis

Fuchshuber, A. (2009). *Der Einfluss von Coaching auf die Sportaktivität. Schriften aus der Fakultät Humanwissenschaften der Otto-Friedrich-Universität.* Bamberg: University of Bamberg Press.

Meichenbaum, D. (1979). *Kognitive Verhaltensmodifikation.* München: Urban & Schwarzenberg.

Pudel, V. & Westenhöfer, J. (2003). *Ernährungspsychologie. Eine Einführung* (3., unveränd. Aufl.). Göttingen: Hogrefe.

Pudel, V. (2001). *Gesundheitsblatt, Gesundheitsforschung, Gesundheitsschutz.* Berlin: Springer.

Warschburger, P. (1999). *Adipositastraining mit Kindern und Jugendlichen.* Weinheim:Beltz

Whitmore, J. (1997). *Coaching für die Praxis.* München: Heyne.

World Health Organisation (2000). *Gewichtsklassifikation bei Erwachsenen.* Zugriff am 04.09.2020. Verfügbar unter: https://www.dge.de/presse/pm/die-deutschen-werden-immer-dicker/#:~:text=Aktuell%20wird%20jedoch%20folgende%20Klassifikation,Wert%20ab%2030%20von%20Adipositas.

6 Abbildungs- und Tabellenverzeichnis

6.1 Abbildungsverzeichnis

6.2 Tabellenverzeichnis

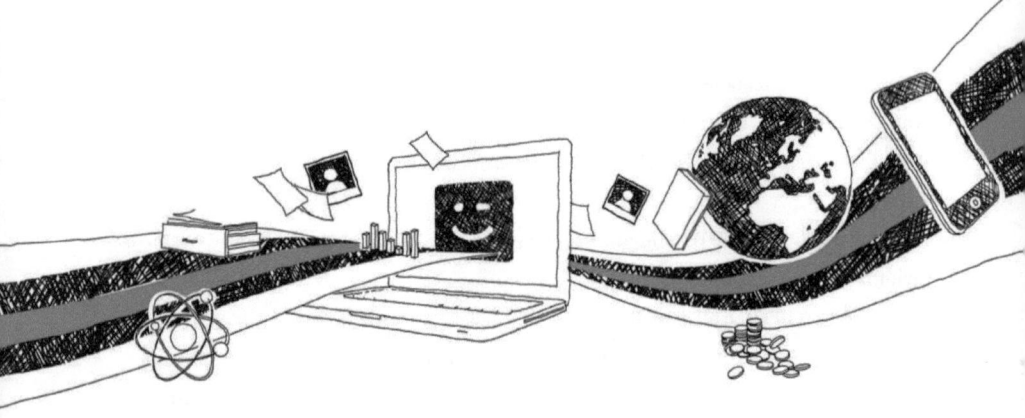
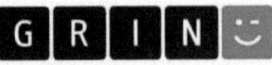